VÉNUS MAGIQUE

VÉNUS MAGIQUE

CONTENANT :

Les Théories Secrètes et les Pratiques
de la Science des Sexes

PARIS
CHAMUEL, ÉDITEUR
5, RUE DE SAVOIE, 5

1897

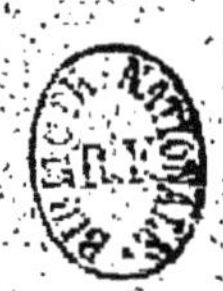
B.N.

ACQUISITION
Nº 299065

AVERTISSEMENT

Avant, ô mon fils, que tu ne puisses jeter les yeux sur les premières paroles de ce petit livre, je veux t'adjurer, par les noms des objets les plus sacrés que tu tiennes pour vénérables, — de ne pas lire ces enseignements avec les yeux de ton âme concupiscible. Tu vas réellement descendre aux Enfers : prends garde, si tu te soucies de ton éternel salut, de te munir du Rameau d'or, *après la mundification et la purification rituéliques. La luxure des hommes de nos jours a pris prétexte hypocritement des sujets que tu vas étudier pour réveiller dans des corps débiles l'aiguillon de Lilith : jeûne, veille et prie si tu ne veux pas que les vapeurs du Puits de l'Abîme ne t'empoisonnent. Considère que tu es en la présence du Père universel, béni soit-il. Amen.*

—

TITRE PREMIER

—

DE LA CONDITION PARADISIAQUE

TITRE PREMIER

—

DE LA CONDITION PARADISIAQUE

L'Éternel, notre Seigneur, est Un.

Le Fils, notre Sauveur, est Un.

L'Esprit, notre Illuminateur, est Un.

Et ces trois, bénis soient-ils ! latents, se révèlent dans le sein de la Nuit-occulte.

C'est pourquoi le sixième souffle de Lui-les-Dieux fut Sa similitude éternelle, Son unité collective, l'essence homogène de Son ombre. Ce fut une *Terre* parce que l'astringence fit une plénitude sonore de la quintessence d'amour ; ce fut rouge, parce que le G.·. A.·. est l'ellaborateur suprême, le fécondateur incessant de la Vierge conçue sans péché. Que ceux qui perçoivent ces choses selon le régime minéral, l'astral ou l'intelligible, élèvent leurs conceptions, jusqu'à la pensée.

L'Univers est un mariage perpétuel.

Notre Premier Père, le Supérieur Inconnu ; — que ceux qui lisent l'essence sous la forme des caractères voient ici le signe initiatique — Notre Premier Père était aussi bien le mâle Sacré, l'Empereur qui Creuse dans l'argile molle des populations élémentaires, que la Bouche aspirant le baiser, la matrice offerte à la semence solaire.

Le Grand Adam remplissait donc seul l'immensité de l'Espace : il désira la première mère, et l'extase de son baiser, marqué du nombre 244, détacha de lui la côte extérieure, la faculté volitive principiante, dont la loi se retrouve dans les 27 demeures de la Lune physique.

C'est ici que se dresse la tête orgueilleuse du Serpent ; car c'est alors qu'il trouva le premier point d'appui de sa reptation ; le feu alternativement froid et chaud, mais toujours irascible, sépare dans la terre vierge primitive des fèces à l'existence passive et inerte, et une écume virile où le philosophe patient peut découvrir les 32 voies révélées ultérieurement à Abraham.

Cette écume mise à digérer dans le Vase céleste y produit un ferment central, ellaborateur de l'élément adamique, et un esprit indéfini, qui ne se fixe que par réduction ignée, en une liqueur rouge comme du sang.

Le ferment central, seul maître désormais de la vierge primitive que le Grand Artiste a conservée soigneusement, se détruit, en engendrant cinq formes respectivement représentées par les nombres, 84, 284, 87, 777, et 90. Cette dernière peut agir soit comme matière secrète soit comme réducteur visible et périodique.

La terre rouge adamique est alors à sa sixième révolution ; le Grand Architecte la reprend et l'unissant à sa Lune feuillée dont le nombre est 27, il produit par leur simple contact le sédiment basique, le Satan sur lequel repose le monde. Une dernière végétation de ce sédiment donne, par le feu de cave, une terre végétante, indéfinie, tendant sans cesse vers la circonférence. — Cette terre, c'est toi-même, mon frère, ton épouse, et tes enfants futurs.

L'opération que je viens de décrire est fort simple ; tu peux à chaque instant te recréer en la produisant. Mais, si tu en examines avec attention la formule, tu verras qu'un facteur important te manque pour cela ; ce facteur, pour ne pas te proposer des énigmes, est tout uniment le feu secret des sages.

C'est le roi des Apsaras, le premier mouvement, le premier-né ; existant par soi-même, fils du Cœur du Père universel, il est Agni, il est aussi le Noir ; il est Ham, le feu mystérieux et plastique, le fils de

Vénus. Il a plusieurs naissances ; je vais t'en décrire deux.

Prends le vase des philosophes, que tu sais être une eau mercurielle ; remplis-le de l'écume recueillie sur la cime des flots, ainsi que te l'enseigne Hésiode. Soumets cela à une cuisson douce pendant 7 heures ; au bout de ce temps si tu sais conjuguer cette Vénus avec un Mercure sublimé, tu obtiendras une poudre d'or qui allumera partout où tu la mettras le feu de la génération.

Ou bien encore, extrais d'une terre débarrassée de ses soufres impurs, son eau fixe : sache séparer dans cette eau, le feu essentiel qui s'y cache, et le réincruder avec l'aide d'un attrament dans un ciel de Vénus, tu obtiendras, en soumettant le tout pendant deux jours environ à un fort feu, une poudre excessivement chaude et véritablement volcanique : ce sera l'Antéros.

Eros est un agent très secret ; il est aurifique ; par conséquent il se cache dans les voiles de la Nuit ; Orphée t'apprendra à l'extraire de toute matière en putréfaction ; laisse d'abord ce Saturne devenir, au moyen du feu qui forme les Métaux dans les entrailles de la terre, une Vénus philosophique.

Le Grand Secret est de savoir imposer sur cette terre une présence réelle : et cela je ne puis te le dire.

Enfin, sache qu'un seul coup d'œil du Grand Destructeur réduit l'Amour en cendres : comporte-toi donc toujours comme si tu étais devant la face nocturne du Seigneur aux troix yeux.

*
* *

Sexe veut dire sectionné ; les mots dans leurs racines sont profondément initiatiques. Aussi bien la signature de l'être humain actuel prouve-t-elle jusqu'à l'évidence l'hermaphroditisme primitif. Le réel Adam possède un vêtement intellectuel, sidéral et nerveux ; un vêtement animique, atmosphérique et sanguin ; un vêtement instinctif, tellurique et lymphatique.

Ce sont la tête, foyer sidéral, lune vierge, piédestal de la Femme vêtue du soleil ; — la poitrine foyer aérien, siège de la procréation spirituelle par la voix, et le ventre, foyer terrestre, siège, dans les enfers, de la procréation matérielle.

Chaque foyer possède son embryon et ses deux placentas. L'acte d'amour doit donc être toujours triple.

Voici maintenant d'autres signes physiques de l'androgynat primitif.

Chez l'homme, le thorax, enveloppe de la procréation animique, est surtout développé.

Chez la femme, c'est le ventre ; siège de la procréation matérielle.

Les ovaires et les testicules sont les deux spécifications du type embryon.

Les tubes et le cordon seminal ; l'utérus et le pénis (corps caverneux) se correspondent également.

La prostate est féminine chez l'homme.

Le clitoris est masculin chez la femme.

La blessure de la séparation des sexes, qui se rouvre à chaque fois que dans les cieux Arès rencontre Diane, est le mystère du sang menstruel ; et c'est le membre viril qui vient la cicatriser en fermant le col de l'utérus. De sorte que le coït n'est et ne doit pas être autre chose que le symbole et le ressouvenir de l'extase au sein de laquelle notre Premier Père détacha sa faculté volitive.

C'est pourquoi l'amour est une béatitude.

D'autre part, remarquons que le génie de l'Espèce humaine fait croître des voiles noirs, aux foyers du corps où s'opèrent les fonctions mystérieuses : si l'homme porte de la barbe autour de la bouche, lieu de la procréation animique, là où la femme n'en porte pas, le crâne est, chez celle-ci protégé par de longs cheveux, et les voiles du pubis son également plus épais chez elle.

Ainsi donc l'homme est viril par les génitoires et par la parole, mais passif par le cerveau ; tandis que la femme ouverte à la fécondation physique et animique est, à son tour, fécondatrice dans le spirituel.

C'est pourquoi le couple livré à l'amour, joignant les pôles opposés de ses membres, ferme ses foyers génital et buccal, pour la reconstitution de l'ellipse ; tandis que la glande pinéale reste isolée et hermaphrodite dans la grande majorité des cas.

Là encore, le cœur est le cœur.

Ici serait le lieu d'expliquer d'autres mystères appartenant au domaine de la Lumière secrète. J'en dirai quelques mots sous le Titre Sixième ; mais avec les formes qu'il est d'usage de donner aux initiations profondes.

∴

Telles sont les chutes d'Adam, l'exposé de ses divisions, et leur dénombrement exact. Je vais donner la conclusion de ces enseignements ; elle peut se résumer par sept points.

1. Considère que l'épouse que tu auras choisie est une femme ; comporte-toi donc avec elle comme il convient ; ne lui demande pas d'être un homme ; souviens-toi que le désir, l'attrait, la possessivité sont le moteur radical de son être.

2. Prodigue-lui par conséquent toutes les formes extérieures de l'attention : montre-lui la fermeté, la fixité, la patience, le calme, la sérénité ; elle désirera tout ce qu'elle ne possède pas.

3. Ainsi place-la dans le véritable séjour qui lui convient ; occupe dans le foyer les activités minutieuses de son corps ; fixe son cœur ; et cultive sans cesse son esprit en étant toujours admirable pour elle : elle deviendra de la sorte un organisme d'une finesse extrême, une harpe aux vibrations vraiment enchanteresses : mais souviens-toi, mon frère, que tu es le harpiste, et ne t'enivre pas au charme de tes propres improvisations.

4. Ainsi, ton épouse sera toi-même, ton plus véritable et ton seul ami.

5. Traite-la en conséquence, et mets-la de moitié dans tous les actes de ta vie.

6. Aie cependant la prudence de ne pas te montrer faible ou totalement vaincu devant elle : les femmes qui consolent les affligés sont des anges.

7. Etudie-la toujours ; adapte-toi à elle : vous serez ainsi véritablement deux en un.

Quant à toi, ma sœur, ton seul devoir est d'aimer ton mari.

* * *

Il y a trois sortes d'amour.

Le premier est la luxure ; il est vampirique ; son rayonnement est linéaire, électrique, incisif. Il mène souvent ses victimes aux portes de la tombe ; il est purement égoïste et physique ; c'est une sorte de suicide ; il retourne toujours au Lucifer dont il est émané. Son signe est le penchant irrésistible d'une personne pour une autre ; il se manifeste toujours par des excès de luxure. En ce cas l'un des amants est toujours tué par l'autre, physiquement ou magnétiquement.

La seconde espèce d'amour est la passion. Elle est animique dans son essence et vibratoire dans son action ; la passion a un commencement, un apogée et un déclin ; elle est surtout sentimentale, et se signale souvent par la jalousie. C'est une terre qui n'a pas été complètement fécondée ; c'est la conjugaison imparfaite de deux êtres dont les désirs ne sont pas exactement polarisés. Elle a ses alternatives d'invigoration et d'exténuation. Elle retourne à l'Indéfini, et ne laisse que l'amertume dans le cœur.

La troisième sorte enfin, est l'amour proprement dit. C'est le don total et absolu de deux êtres à leur idéal commun. C'est là le grand mystère de l'Agneau. Il ne se produit pour chaque branche de l'humanité qu'une seule fois pour chaque année lunaire de 600 ans ; il a lieu également à la fin d'autres périodes, selon qu'il doit fournir au monde la fleur de l'Amandier pour une sous-race ou pour une race. Cet amour est une béatitude continuelle ; les Epoux qui sont immortels, ont auparavant réalisé le triple Grand œuvre. La « Colombe » me défend d'en dire davantage.

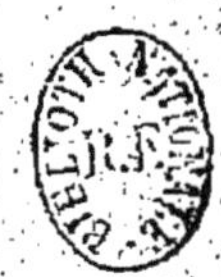

Aspirez, frères et sœurs, à cet état sublime ; vous y parviendrez certainement.

Remplissez le devoir de l'époux et de l'épouse comme si vous étiez devant l'abîme de la Mort. La vieille déesse et le dieu bambin sont deux faces d'une même chose.

**

Les femmes peuvent se diviser en quatre classes bien différentes :

La première, la plus inférieure et la plus nombreuse de toutes comprend en général les femmes dont le corps a l'odeur du poisson. Leur figure est irrégulière, les instincts sont très puissants chez elles ; elles ne recherchent que les plaisirs grossiers des sens ; elles dépravent et souillent tous ceux qui les touchent ou qui, même, les convoitent simplement.

La seconde catégorie comprend les femmes grandes, à la peau dorée, à la chevelure abondante et bouclée. Leur regard est extrêmement vif. Leur corps dégage une odeur légèrement aromatique, comme celle de la rose ; leur âme se plait surtout dans les fêtes et dans les soins domestiques.

La troisième catégorie comprend les femmes dont le corps a l'odeur de la violette ; leur caractère est d'avoir pour leur mari un amour sans bornes. Elles ont le corps mince, les hanches étroites ; la chevelure très longue ; l'œil doux ; la gorge petite et précise. L'esprit est très mobile. De telles femmes sont très rares ; elles sont strictement fidèles.

Enfin la dernière catégorie, la moins nombreuse, comprend les femmes de tout point parfaites. Elles présentent l'image absolue de l'harmonie, de la beauté sereine. Leur visage est d'un éclat incomparable Leur regard et leur sourire a un charme véritablement magique. Tout leur être dégage avec une intensité délicieuse le rayonnement de la bonté. Les flancs sont larges, la taille et les attaches fines ; les cheveux longs, bouclés et très fins, bien que le système pileux ne soit pas développé sur le reste du corps. Leur chair forme trois plis à la taille. Elles aiment le blanc, les aliments végétaux, les conversations mystiques ; leur signe distinctif est la charité envers tous les êtres et l'abnégation. Lorsqu'elles sont couchées près de leur époux, leur corps dégage l'odeur du lis, leur sensibilité est si exquise qu'elles s'évanouissent souvent pendant le sacrifice. De telles femmes sont extrêmement rares : il en existe peut-être une vingtaine dans l'Occident tout entier.

De leur côté les hommes peuvent se répartir en une division analogue ; je ne la détaillerai pas pour ne pas grossir démesurément ce petit livre.

—

TITRE DEUXIÈME

—

MAGIE NATURELLE

TITRE DEUXIÈME

—

MAGIE NATURELLE

Les traditions de tous les peuples donnent une grande quantité de recettes à employer pour concilier l'amour et pour débarrasser de passions importunes ; ces résultats peuvent être obtenus sur soi-même ou sur de tierces personnes.

Comme ces recettes ont été très souvent publiées, je n'ai aucune raison pour les cacher.

Le grand agent des opérations magiques est la volonté. Cette volonté dispose d'un moyen d'action qui est vulgairement appelé Baphomet. L'apprenti magicien peut se servir du Baphomet tout nu ou lui donner des supports choisis dans les quatre règnes de la Nature. Discerner les diverses qualités de ces règnes, c'est le travail du compagnon ; il doit le faire seul ; qu'il extraie lui-même les quintessences ; il pourra dès lors entrer dans la Chambre du Milieu.

*
* *

L'intention ardente suffit pour opérer toutes sortes de merveilles.

Le nom tout puissant, en envoûtements d'amour, est *Schevah.*

Pour éveiller l'amour : Employer avec des rites appropriés l'or, l'ambre gris, la civette, la pervenche, la verveine, l'armoise, l'herbe de la Saint-Jean ; les parties chaudes du lièvre, de la colombe, du moineau, du bouc, l'hippomane ; le sang et le sperme humains, etc.

Pour donner des forces pour le coït : infusion de renouée, de verveine, la jusquiame, le jus de fenouil pris dans du lait, l'encens, la myrrhe, le musc, les sommités de sarriette, le carrie, etc.

Les Arabes, pour le même but, emploient la magnétisation sur l'axe cérébro-spinal, le plexus solaire, les organes sexuels et les poumons, par le moyen d'une longue plume très fine. Ce procédé est très efficace si les époux s'aiment.

Pour rendre impuissant ou chaste : Tout ce qui vient des animaux saturniens ; les matières extraites du loup, du ver luisant ; la laitue, l'agnus castus, le nénufar.

Pour se délivrer d'un charme ; prends une excrétion de toi-même ; baptise la ; agis sur elle par ta droite.

Pour rompre un amour : l'opération des Gitanas.

Pour connaître la chasteté d'une femme, on emploie l'aimant, le diamant ; le pollen de lys ou le cinabre

Pour faire concevoir ; le lait de jument, la corne de cerf en poudre, la fiente de vache.

Si tu veux que ta femme soit fidèle, connais-la sur un lit frotté avec du miel et un peu de cendre de ses cheveux.

Si une femme veut arrêter ses menstrues, qu'elle porte sur elle les cendres d'une rainette.

Pour empêcher la conception ; les dents d'un jeune enfant enchassées dans de l'argent, l'urine de mule. les cendres de loup, la patte d'une belette arrachée vive.

Beaucoup de ces recettes sont sales et d'un vilain usage.

Elles conduisent trop vite à des opérations défendues, et leurs effets apportent souvent le malheur et la ruine dans les ménages et les familles.

∴

Il est par contre d'autres pratiques plus agréables, et moins nocives ; elles nous viennent de nos pères celtes, et elles peuvent servir aux jeunes filles curieuses d'amusements innocents ; c'est pourquoi il est bon d'en répandre la pratique plutôt que celle des formules de grimoire.

Ce que le vulgaire appelle les « secrets pour l'amour » ont deux buts bien différents.

Dans la première classe se rangent toutes les opérations ayant pour objet de faire naître l'amour ou la haine dans le cœur d'une autre personne.

Dans la seconde toutes les prévisions, qui s'accomplissent par une apparition interne ou par une externe.

Pour obtenir l'amour de quelqu'un il faut écrire sur du parchemin vierge ces mots :

« *Sator*, *Arepo*, *Tenet*, *Opera*, *Rotas*. *Jah*, *Jah*, *Jah*, *Enam*, *Jah*, *Jah*, *Jah*, *Kether*, *Chokmah*, *Binah*, *Tedulah*, *Teburah*, *Tiphereth*, *Netzah*, *Hod*, *Jesod*, *Malhouth*, *Abraham*, *Isaac*, *Jacob*, *Shadrach*, *Meshach*, *Abednego*, venez tous pour m'aider pour tout ce que je désire. »

Il suffit quelquefois de faire accepter un objet quelconque à la personne aimée.

Voici une formule très usitée dans le Bengale.

Si une femme veut se faire aimer davantage de son mari, qu'elle remplisse d'eau un verre, et après avoir soufflé soixante-dix fois dessus, qu'elle le fasse boire à son mari sous un prétexte quelconque.

Il faut qu'elle répète cinq fois cette opération.

Cadeaux qu'une fille doit faire pour conserver l'amour de son fiancé.

Prends trois cheveux de ta tête, roule-les en une petite boule très serrée, et arrosée de 3 gouttes de sang du doigt gauche de l'alliance. Porte cela dans ton sein, ne soufflant mot à personne, pendant 9 jours et 9 nuits ; puis renfermes les cheveux dans une cavité de bague ou de broche, et présente cela à ton amant! Durant tout le temps qu'il portera ce bijou son cœur sera pour toi, et rien que pour toi.

Une longue mèche de cheveux mêlée avec des poils de chèvres et arrosée de 9 gouttes d'essence aura le même effet ; mais garde toute ta vie le secret le plus absolu sur ces opérations, si tu les as pratiquées : la moindre parole dite par toi sur ce sujet, même aux personnes de ton entourage le plus intime, détruirait immanquablement ton bonheur conjugal.

Pour savoir si l'on est aimé d'une certaine personne.

Prendre une pomme, la couper en deux avec un couteau bien aiguisé ; si l'on peut faire cela sans couper un pépin, le désir de ton cœur sera accompli, mais, si tu coupes par hasard un pépin, tu n'auras pas gagné l'amour de la personne.

Pour savoir, en général, si l'on se mariera.

Choisis un vendredi, jeune fille curieuse ; de préférence un vendredi de la Lune montante, ou mieux encore quand la Lune est dans le signe du Taureau ou dans celui de la Balance. Un homme un peu versé dans l'astronomie pourra te dire cela.

Le jour choisi, tu prendras un bain au matin, dans la rivière si tu le peux, et tu iras au jardin ensuite cueillir une petite poignée de marjolaine, une de thym et une de roses de bengale. Cache-les dans ta chambrette, fais-les sécher pendant sept jours ; le vendredi suivant, réduis ces plantes en fine poussière, avec soin et sans impatience.

Tu prendras ensuite le double de farine d'orge, et tu feras un gâteau, avec le lait d'une génisse rouge, saine et jeune.

Ne cuis pas le gâteau ; mais enveloppe-le dans une feuille de papier bien nette et bien blanche ; place-le tout à la tête de ton lit ; le soir couche-toi, la tête appuyée du côté droit sur le dit gâteau.

Prends bien garde que le papier soit net.

Si tu rêves de musique, et des fêtes, choses vénusiennes, les vœux de ton cœur seront bientôt remplis.

Si tu rêves de feu, c'est que le méchant Arès te prépare un malheur amoureux.

Si enfin tu rêves d'une église, ou de prêtres, choses austères et solitaires, tu vivras et mourras sans mari.

Pour rêver a l'homme que tu dois épouser, mets-toi à la fenêtre la veille de la Saint-André et prends une pomme de ta fenêtre sans remercier la personne qui te l'offrira. Coupe le fruit en deux ; mange-s-en la moitié avant minuit et la moitié après minuit : dors ensuite ; tu verras dans le sommeil ton futur mari.

Ou bien, au moment de t'aller coucher va cueillir une feuille de lierre, et place-la sans la regarder sous ton oreiller ; tu rêveras de celui que tu aimes.

Voici encore un secret très efficace, si tu sais le garder pour toi seule. Choisis le jour de ta fête, et lève-toi dans la nuit, deux heures avant le soleil ; prends bien garde que personne ne te voie et cours au jardin cueillir une branche de laurier. Reviens dans ta chambre, où tu auras préparé un réchaud avec un peu de soufre : allume le réchaud et expose ta branche de laurier à la fumigation sulfureuse en comptant de 1 à 365, qui est le nombre mystique du nom d'un ange très puissant. Enveloppe alors le laurier dans une toile blanche, avec un papier net et acheté exprès, où tu auras écrit avec une plume neuve ton nom et celui de ton amoureux ou de tes amoureux si tu en as plusieurs ; ajoute le nom du jour de l'année où tu te trouves, la date, le jour de la lune et le nom de la planète dominante. Va ensuite enterrer le paquet dans un endroit secret. Déterre-le au bout de trois jours et de trois nuits, place-le sous ton oreiller, pendant trois nuits de suite, et tous tes rêves se rapporteront à l'époux auquel le Ciel t'a destiné.

Voici encore un autre secret.

A partir de la Saint-Jean, va les trois jours suivants examiner, une fois par jour, les roses de ton jardin, et choisis-en une bien rouge et qui te sembleras devoir s'épanouir le troisième jour ; mais ne la touche qu'avec tes yeux seulement. Le matin du quatrième jour, lève-toi avec le soleil, en prenant garde à ce que personne ne te vois, va couper cette rose, et porte-la dans ta chambre. Là, tu auras préparé comme pour le secret précédent, un réchaud et un peu de soufre. Expose la fleur à la fumée sulfureuse jusqu'à ce qu'elle ait complètement changé de couleur ; place-la alors sur une feuille de papier où seront inscrits ton nom, le nom de ton meilleur ami, la date du jour, du mois, de l'année, de la lune, le nom du signe zodiacal et de la planète en domination. Fais-en un pli cacheté de trois cachets ; enterre au pied d'un arbre auquel tu cueilleras une fleur que tu porteras sur toi pendant neuf jours. Au neuvième jour, déterre ton volt, à minuit, toujours sans que l'on te voie, va de suite au lit, couche-toi la tête sur ton talisman. Tu auras un rêve très significatif. La fleur peut te servir pendant trois nuits.

Voici un autre rite plus facile. Choisis le soir de la première pleine Lune de l'Année; travaille beaucoup toute la journée et fatigue-toi un peu plus que de coutume. Après le repas du soir va te laver les mains, la bouche, les yeux, et mouille-toi de quelques gouttes d'eau les cheveux derrière la tête. Sors, va vers un endroit écarté, la barrière d'un champ par exemple, appuie-toi sur le baton qui ferme cette barrière, et fixe la lune en disant trois fois lentement :

Salut ! salut ! à toi !
Cette nuit, ô Lune, dis-moi
Celui qui m'épousera.

Salue alors la Lune très bas ; et reviens en silence te coucher. Si ton cœur est ferme, tes rêves seront certainement de ton futur mari.

Tu peux aussi intéresser saint Pierre à ton affaire. Pour cela, choisis la nuit qui précède la veille de sa fête neuf clefs. Il vaut mieux que tu te les procures sans les emprunter à cause du secret qu'il faut tenir sur ces choses. Prends de tes cheveux, fais-en une petite natte à trois mèches, et attaches-en les extrémités ensemble en y faisant neuf nœuds, après les avoir passés dans les têtes des neuf clés. Lie-le tout ensemble à ton poignet gauche au moyen de la jarretière de ta jambe gauche; serre l'autre jarretière autour de ton front, et immédiatement avant de te mettre au lit, fais avec ferveur l'invocation suivante :

« † Saint-Pierre, ne vous courroucez pas. Pour essayer votre faveur, j'ai agi de la sorte. Vous êtes le seigneur des clés; exaucez-moi je vous prie; donnez-moi la preuve de votre pouvoir; et faites-moi voir mon amant et mon futur époux. Amen. †»

Voici maintenant quelques augures qui te feront connaître ton sort conjugal :

A la Saint-Sylvestre, prends ton soulier gauche et lance-le dans les branches d'un charme. Si le soulier reste accroché, tu te marieras dans l'année. Mais si après l'avoir jeté neuf fois, il retombe toujours, plusieurs années se passeront avant que l'on ne te conduise à l'autel.

Autre secret : Prends deux morceaux de ruban, de même qualité, de même couleur, qui sera gorge de pigeon, et de même longueur qui sera celle de ton tour de taille pris sur la peau. Tu les plieras en deux pour en connaître le milieu ; et tu les attacheras ensemble par le milieu avec un morceau de soie de même couleur. A ce morceau de soie, attache une alliance que tu auras empruntée à une amie ; tu auras aussi suspendu au mur, en dehors de la fenêtre, l'épingle de cravate de ton amoureux, que tu lui auras demandée sans qu'il sache pour quelle fin Tu attacheras tes rubans par le nœud de soie à ladite épingle ; et tu en fixeras les quatre bouts, au mur, avec des épingles, de telle sorte qu'ils forment une croix droite. Le mur doit être exposé au soleil ; et les rubans ne doivent être ni regardés, ni touchés pendant l'espace de trois heures Si, au bout de ce temps, ils ont changé de couleur, tu n'épouseras pas l'amoureux du moment. S'ils ont conservé leur couleur, tu te marieras bientôt et tu seras très heureuse.

Voici comment un jeu de cartes ordinaires peut te révéler à toi et à quelques-unes de tes compagnes, votre avenir conjugal. — Invite deux, quatre ou six de tes amies ; jette un jeu de piquet dans un sac de toile ; secoue-les et passe à tes compagnes pour que chacune mêle les cartes, sans les toucher, le jour du Mariage de la Vierge ; observe bien l'ordre dans lequel toi et tes amies auront secoué le sac ; dans l'ordre inverse, que chacune tire une carte sans regarder. Celle qui tirera la plus haute carte, se mariera la première, qu'elle soit jeune, vieille, ou veuve ; celle qui a la plus basse carte, se mariera la dernière. Si l'une d'entre vous tire l'as de pique elle ne se mariera jamais. Celle qui tire le neuf de cœur, sera malheureuse en ménage.

Veux-tu savoir quel âge aura ton futur maître ; prends neuf graines de la pomme épineuse, que les savants appellent dâtura stramonium, neuf pincées de terre fraîchement labourée, en neuf endroits d'un champ, et de l'eau puisée en neuf sources ou réservoirs. — Fais un gâteau du tout, et pose-le sur le sol, à la croisée de quatre chemins, au lever du soleil le jour de Pâques ou à la Saint-Michel. Cache-toi aux environs et observe la première personne qui posera le pied sur le gâteau : si c'est une femme, ton mari sera veuf ou vieux ; si c'est un homme, ton mari sera jeune.

Les filles de pêcheurs font la cérémonie suivante pour interroger leur destin à ce sujet. Elles vont la veille du jour de l'an, ou de la Saint-Georges à la croisée de quatre routes, à minuit, portant une petite bouteille d'eau-de-vie et un poisson frit. Là, elles s'assoient par terre plaçant la bouteille et le poisson devant elles, et elles attendent immobiles et silencieuses. La forme de leur mari s'élève alors tout doucement ; s'il prend le poisson, le mariage sera heureux ; s'il prend l'eau-de-vie, le mariage sera malheureux. S'il ne prend ni l'un ni l'autre, l'un des deux époux mourra dans l'année.

Veux-tu connaître la condition de ton futur :

Choisis la nuit du samedi au dimanche qui est le plus proche de la Saint-Léon ; prends une noisette, une noix et une muscade ; réduis les en poudre ;

mélange intimement, et fais-en neuf petites pilules agglutinées avec le beurre fait avec du lait trait de tes propres mains. Mange ces neuf pilules en te mettant au lit ; tes rêves te révèleront la condition de la personne que le sort te destine. Si tu rêves de richesses, tu épouseras un noble ou un homme aisé ; si tu rêves de toile blanche, ton amant sera un prêtre ; si tu rêves de la nuit, ce sera un avocat, si ce doit être un commerçant, tu entendras du tumulte ; si un soldat ou un marin, tu rêveras de tonnerre et d'éclairs ; si un domestique, de la pluie.

Voici d'autres signes, appartenant à la science que les anciens appelaient ornithomancie.

Si, en te promenant, tu aperçois une pie seule, c'est mauvais signe, surtout si elle vole devant toi et vers ta gauche. Si elle vient ensuite à voler du côté de ta dextre c'est bon signe. Si tu aperçois deux pies, il te sera fait une proposition avantageuse de mariage ou un héritage. Si les pies volent devant toi du côté droit, cela veut dire que ton mariage ou celui d'un proche aura lieu très vite.

Les billets galants que t'envoie ton amoureux peuvent te servir, à son insu, pour éprouver sa valeur. Il te suffit pour cela, lorsque tu as reçu de lui une lettre où il exprime nettement son affection pour toi, de placer cette lettre grande ouverte sur la table, et de la regarder, en comptant tout bas, lentement, jusqu'à soixante-et-douze. Puis tu la plieras en trois dans le sens de la largeur, puis en trois dans le sens de la hauteur : ce qui donnerait en déployant à nouveau le papier quatre-vingt-et-une petites cases. Epingle donc ce billet ainsi plié, sous ton corsage du coté du cœur ; et laisse l'y jusqu'au soir où, en te couchant, tu le poseras sous ta tête. — Si tu pleures, ou que ton amoureux te salue, méfie-toi ; c'est un fourbe ; si tu rêves de pierres précieuses, il est au contraire fidèle et tiendra des promesses. Si les rêves sont de toiles blanches, tu seras veuve.

Voici une remarque curieuse : Lève-toi avec le soleil, le 14 février, jour de la saint Valentin, et fleuris-toi de suite d'une touffe de crocus jaunes. Le premier qui entrera dans la maison sera ton futur mari, ou, tout au moins, portera le même nom que lui.

Ou encore, cueille le matin du même jour, cinq feuilles de laurier ; épingle-s-en une à chaque coin de ton oreiller, et la dernière au milieu. Avant de t'endormir, répète sept fois la prière suivante : « ô grand saint Valentin, protecteur des amoureux, fais que je puisse voir tout à l'heure celui qui sera pour moi un ami fidèle et plein de tendresse. » Tu verras en rêve ton ami.

Tu peux découvrir, pour toi-même ou pour une amie, les premières lettres du nom de famille ou du prénom du mari futur. Pour cela, tu prendras une petite Bible, et tu l'ouvriras au chapitre VIII versets 6 et 7 du *Cantique du Cantiques*; tu prendras la clé de ta porte et la mettras dans cette page à la hauteur du verset. Tu fermeras le livre avec la clé dedans et attacheras le tout solidement avec ta jarretière gauche. Puis si tu es seule, tu soutiendras en l'air le livre en le suspendant en équilibre comme sur un pivot, par le bout du petit doigt de la main gauche. Si tu es avec une amie, vous vous arrangerez pour soutenir la clé en même temps. Le livre bien en place et immobile, tu liras à haute voix les deux versets et tu commenceras à épeler tout haut et lentement les lettres de l'alphabet. La Bible se balancera dès que tu auras prononcé la lettre qui commence le nom du futur.

Jeune fille ou jeune garçon, qui avez un amour au cœur, si vous trouvez par terre un morceau d'étoffe rouge, surtout si c'est de la laine, ramassez-le diligemment, en faisant un souhait pour la prospérité de votre amour, ou pour en trouver un, et portez-le sur vous comme amulette.

Votre souhait sera aussi efficace, si vous-même n'ayant point une affection, faites le souhait pour telle ou telle personne.

Si un jeune homme peut se procurer le soulier de celle qu'il aime, et qu'il le porte constamment sur son cœur, ou s'il le suspend dans une couronne de feuilles de rue, à la tête de son lit, il peut être assuré du prompt succès de son amour.

Voici une pratique venue des druidesses ; elle sert pour obtenir l'apparition de l'époux futur de trois jeunes filles. — Tresse avec deux de tes amies, vierges comme toi, une guirlande longue d'un peu plus de trois pieds, avec du genièvre et du gui à baies blanches. Le gui de chêne est préférable. Ceci doit être fait un mercredi ou un vendredi plutôt aux environs de Noël. Attachez à chaque entrelac de votre guirlande un gland de chêne ; arrangez-vous de façon à ce que vous soyez seules un peu avant minuit ; fermez à clé la porte, suspendez la clé au-dessus de la cheminée, ayez un bon feu, et ouvrez une fenêtre. Gardez toutes trois le silence ; puis vous serez muni d'une latte de bois blanc de deux pieds et demi ; Vous enroulerez autour de cette latte votre guirlande en vous occupant toutes les trois ensemble à cette besogne ; Vous la poserez sur le brasier, puis vous reculant en silence, mettez le genou gauche en terre, tenant chacune votre livre de messe ouvert à l'office du mariage. A la minute où le dernier gland sera consumé, chacune verra son propre époux, dont la forme restera invisible pour les deux autres. Si l'une de vous aperçoit un cercueil, ou une forme analogue, traversant lentement la chambre, cela veut dire qu'elle ne se mariera pas. — Allez ensuite vous coucher, vous aurez toutes des révélations remarquables en songe.

Voici un autre secret pour évoquer dans le futur l'image de ton mari ; seulement je te préviens qu'il est parfois dangereux, surtout si tu ne suis pas à la lettre les prescriptions indiquées.

La nuit du vendredi qui précède le dimanche de Quasimodo, pars seule et en secret pour un carrefour à quatre chemins dans la campagne. Arrivée là, défais ta chevelure, et rejette tes cheveux en arrière, comme les portaient autrefois les prophétesses de la Celtide. Tu auras pris à la maison une aiguille qui n'aura jamais servi, et te piquant le petit doigt de la main gauche, tu laisseras tomber trois gouttes de sang sur le sol, en répétant à chaque fois ; « Je donne mon sang à celui que j'aime, que je vais voir et qui sera à moi, » Alors, la forme de ton mari futur s'élèvera doucement du sang, pour s'évanouir aussitôt qu'elle sera formée. — Ramasse soigneusement la boue que ton sang aura faite en se mêlant à la terre ; puis te tournant vers l'est, le nord, l'ouest et le midi, jettes-en à chaque fois, le quart par dessus ton épaule gauche, en disant : « Esprits, retournez dans vos domaines, au nom du Père Tout-Puissant. » Puis, tu feras une neuvaine à l'autel de la Vierge en l'honneur des esprits élémentaires. Si tu oublies une de ces prescriptions, il t'arrivera une catastrophe peut-être mortelle dans l'année.

Il y a encore un autre secret pour obtenir le

même renseignement. Il faut pour le mener à bien être un nombre impair de jeunes vierges ; elles doivent confectionner un gâteau avec de la fleur de farine, une pomme, neuf graines de stramoine, de l'ache, de la verveine, et du lait d'une vache qui n'ait encore vêlé qu'une fois. Elles doivent cuire le dit gâteau un vendredi soir qui soit le 13me jour d'une lunaison ; puis entre onze heures et minuit, tracer sur le gâteau chacune avec une de ses épingles à cheveux autant de divisions qu'elles sont de consultantes ; que chacune inscrive sur la partie du gâteau qui lui est réservée les trois premières lettres de son nom ; puis qu'elles laissent le gâteau devant le feu, et qu'elles retournent s'asseoir en silence le long des murs de la chambre, en regardant le gâteau, après l'avoir tourné trois fois chacune dans ses mains. Au douzième coup de minuit, elles verront la forme d'un homme traverser la chambre et mettre la main sur le gâteau. La portion du gâteau à laquelle le fantôme aura touché, indiquera le nom de celle qui se mariera la première.

Les gens du peuple connaissent beaucoup de recettes pour punir un amoureux volage, pour nouer l'aiguillette de diverses façons, pour forcer l'amour de quelqu'un. Je ne veux point donner d'indications là-dessus ; l'ingéniosité des méchants est assez grande ; et il est mieux de pardonner une offense que de chercher à rendre le mal pour le mal.

D'ailleurs la bougie, le cierge, le cœur de veau et les épingles, les fleurs et les racines de marguerites, le poil du ventre d'une chèvre, les cheveux, etc., sont des procédés assez connus.

—

TITRE TROISIÈME

—

INSTRUCTIONS POUR L'USAGE DES PERSONNES NON MARIÉES

TITRE TROISIÈME

INSTRUCTIONS POUR L'USAGE DES PERSONNES NON MARIÉES.

Les règles que l'on va lire sont applicables aux jeunes gens et aux jeunes filles comme aux veufs et aux veuves. Elles ont pour but de contenir les forces vives de l'organisme, d'empêcher les déperditions, de maintenir le sujet dans la route de la pureté et du salut.

***

Prescriptions spirituelles.

Le temps que tu as à passer dans ce monde, mon frère ou ma sœur qui m'écoutes, est véritablement la période probatoire, à la fin de laquelle l'ange de la Justice reconnaîtra si tu as gagné la pierre précieuse de ton immortalité.

Tu n'es qu'une forme temporaire et indécise d'un rayon du Verbe éternel ; réalise la parole de l'*Evangile*. Puisque le Verbe doit s'incarner, mets tous tes soins à ce que ton vêtement soit digne de Lui.

Sachez qu'il y a trois choses : l'Être, le Néant et ce qui est au-dessus de ces deux là.

Ce Troisième est le Nom sans nom, il est en toi ; c'est le spectateur de toutes choses, invisible pour tous les êtres.

Sache que tu es cela.

Par conséquent regarde avec sérénité les trois, les cinq ou les sept enveloppes de Cela. Ce sont des formes transitoires qui passeront.

Ton corps, ton âme, ton esprit, puisque ce sont des aides qui t'ont été donnés afin que tu élabores avec soin les divers plans de la terre adamique, il faut donc que tu les conserves le plus longtemps possible.

Que ton corps soit sain ; que ton entendement soit pur ; que ton intelligence soit fertile ; que ta volonté soit active.

Pour remplir ce but, n'additionne pas des sensations, des opinions et des idées : mais renonce à tout cela ; place-toi en dehors : au dedans, au-dessus. C'est ainsi que tu percevras toutes les formes, que tu sentiras toutes les forces, que tu assentiras tous les principes.

N'analyse donc pas ; unifie, aime.

Puisque tu sais la vanité des choses hormis Celui qui n'a pas de Nom, exerce tes sens à abandonner les satisfactions délicates des yeux, des oreilles, du goût, de l'odorat et du toucher. — Vois une vieille femme et la fleur flétrie ; respire l'odeur des cadavres ; touche les chairs au régime de Saturne ; déguste une boisson gâtée.

Renonce aux amours et aux haines : le goût des hommes change avec le mouvement des roues astrales ; toute chose est aimable ou haïssable : cela dépend du point de l'espace et du moment de l'éternité où tu es appelé à l'apprécier.

Quitte comme un vêtement trop lourd les disputes philosophiques : la vérité et l'erreur, c'est-à-dire le bien ou le mal intellectuels varient comme les passions.

Vis dans le Présent ; dans l'Eternel.

Alors tu sentiras peu à peu tomber la lourde chaîne que tu t'étais forgée dans l'antériorité des Ages ; étendant tes membres meurtris, tu baigneras ta jeune poitrine dans les rayons naissants du soleil mystique. Crois, grandis, ô fleur future, ô Lotus qui doit féconder plus tard ton univers.

Mais, ô disciple bien-aimé, prends garde qu'aucun serpent ne te fasse dévier de ce sentier que tu traces toi-même dans la forêt vierge. Persévère malgré tout, dusses-tu souffrir toutes les affres de la mort terrible.

Marche dans la Paix Profonde : CELA est au bout du chemin.

∴

Prescriptions morales.

Il faut réaliser ces choses ; que potentielles, tu les réduises en actes : car tu es sur la Terre ; et la moitié de la mission réside à *fixer* les formes spirituelles qui daignent te couvrir de leur ombre.

Ces mystères se passent dans le foyer sidéral.

Voici le procès de ladite fixation.

Pour réduire une chose il y faut la coopération d'un feu. Choisis-le non pas destructeur comme le Vulcain élémentaire, mais purificateur, fixateur, aggrégateur.

Souviens-toi cependant d'être un avec le Cosmos.

Choisis donc les moments, dans le jour où les roues astrales sont équilibrées et à l'état neutre. Prie le matin dès que, les dernières étoiles étant encore visibles, le crépuscule s'annonce, jusqu'à ce que notre soleil soit complètement levé. Et le soir prie, à partir du moment où le soleil disparaît à l'horizon jusqu'à celui où apparaissent les premiers foyers de lumière céleste.

Voici comment il faut prier.

Place-toi debout sur un tapis de laine, ou sur la peau d'une bête fauve ; fixe tes regards vers le soleil ; et tenant tes mains unies, cherche la dernière pensée intelligible dont l'Eternel t'a fait grâce.

Fixe-la dès lors dans ton entendement ; respirant avec calme, par les deux narines à la fois, dresse ton âme vers cette forme de l'Ineffable et crée-la dans la Lumière secrète.

Il faut que tu la crées.

Chasse toutes les formes adverses et dispersives qui viendront immanquablement te distraire.

Sois un.

Tends vers ce but toutes les énergies de ton être.

Désire, supplie, ordonne, tais-toi.

Parle bas si ton cœur est débordant.

Parle à haute voix, si ton cœur est sec.

Donne-toi tout entier. Tu peux réussir le premier jour ; tu peux travailler douze ans sans résultat visible : Que t'importe ?

Agis, — non pas pour toi mais pour l'Univers.

*
* *

Prescriptions matérielles.

C'est en suivant ces exercices que tu parviendras à purifier ton entendement.

Mais ton corps doit aussi être propre ; et ce n'est pas là le plus facile. — Les races occidentales, plongées depuis des siècles dans les ténèbres spirituelles ne fourniront pour ton effort qu'un milieu d'adversité : c'est pourquoi il est nécessaire de multiplier les observances mundificatrices afin de munir le disciple d'un point d'appui solide.

Voici, mon fils, le règlement de la journée. L'idéal serait de suivre en tout le modèle offert par la Nature : lève-toi avec le soleil, repose-toi avec lui.

Un bain ou une ablution quotidienne à l'eau froide si possible, sinon des affusions sur la tête, les mains, les pieds, et la région sexuelle.

Le moins de vêtements possible, et peu de métaux sur soi. Prends soin de tes habits toi-même ; tout ce que tu fais est un signe de ta volonté.

Mange modérément ; très peu ou pas de viandes ; pas de boissons fermentées ; ni café, ni thé, ni tabac ; les excitants fatiguent toujours la force vitale ;

quant aux stupéfiants, ils sont inutiles avec le régime végétarien.

Prends ta nourriture la face tournée vers l'orient; lentement, en silence, avec respect.

Offres-en une partie aux puissances des éléments.

Mange dans la saison chaude les pieds mouillés si possible ; et lave-toi ensuite la bouche, les yeux, les oreilles et les narines.

Il ne faut pas travailler immédiatement après le repas. Eviter toute recherche sensuelle dans la préparation des aliments.

Dans le cours de la journée, souviens-toi que le silence est meilleur que la parole vaine, sois bon pour tous, bêtes et gens ; sois heureux ; ne travaille pas pour toi : ne recherche pas la société des femmes.

Evite en particulier les courtisanes, les adultères, et celles que tu sais incommodées.

Ne convoite aucune créature : tu te souilles et te forges ainsi une chaîne d'airain.

Ne t'attarde pas dans des discours légers auprès des jeunes femmes étourdies ; ne les embrasse pas, ne te laisse pas prendre les mains : (l'antique serpent est fort rusé). Aime-les cependant comme des sœurs. Sois semblable à un petit enfant.

Surtout, travaille sans cesse ; ne te laisse jamais aller à la rêverie : aie toujours un objet précis dans l'entendement.

Ne conçois pas inconsidérément de l'amour pour quelqu'un : sais-tu si tu auras assez d'affection pour celle qui t'est réservée et avec qui tu dois ne faire qu'une même chair ?

Vous tous qui n'êtes pas mariés devez rester strictement chastes.

Si un célibataire, de l'un ou l'autre sexe, se laisse aller pendant le sommeil à des rêves voluptueux, pendant lesquels il éprouve effectivement le spasme, qu'il se baigne le matin au réveil, et tourné vers l'Orient, adorant en esprit son Dieu, le regard fixé sur le soleil qu'il dise trois fois : « Que ma semence retourne à moi. »

Si mon frère non encore marié a répandu volontairement sa semence, il faut pour être purifié qu'il fasse pendant sept nuits, tourné vers l'ouest à un carrefour de quatre chemins, après s'être lavé le matin, à midi et le soir, les Quatre conjurations demandant pardon à tous les Êtres du scandale qu'il leur a donné, qu'il récite les Sept Psaumes de la Pénitence et qu'il invoque la Vierge par ses litanies.

Un tel acte dépense les réserves vitales accumulées pendant dix jours.

Si l'onanisme devient une habitude, il corrompt le sang du criminel jusqu'à la quatrième, et parfois jusqu'à la dixième génération : car de telles voluptés ne s'obtiennent pas sans le concours des formes mauvaises de Lilith ou de Nahémah.

L'onanisme débilite le pécheur physiquement ; mais en outre il lui fait perdre ses puissances affectives, la vivacité de son intelligence, et brise les ressorts de la volonté. C'est la possession de Satan : médite sur le sens de ces paroles.

Presqu'aussi dommageables que le vice solitaire sont les rapports avec les prostituées. Les jouissances des rêves, des incubes ou des succubes sont moins désastreuses que celles obtenues avec les courtisanes.

Presque jamais, en effet, elles ne se laissent mener avec leur partenaire jusqu'au terme de la jouissance voluptueuse ; de sorte que, dans la majorité des cas, le spasme qu'elles procurent savamment n'est qu'une masturbation plus raffinée.

La sentimentalité dégénérée des races occidentales fait tomber quelques individus dans l'utopie, généreuse il est vrai, mais dangereuse aussi, de vouloir réhabiliter une courtisane : il ne faut jamais se laisser leurrer ainsi par des images sentimentales. Une femme qui s'abandonne à tout venant a voué son âme à la grande voirie occulte ; elle ne peut s'en sauver que moyennant la flamme d'un amour qui l'exalterait jusqu'au sacrifice joyeux du corps physique. Il n'est pas d'autre purification pour la prostituée.

Car, il n'y a pas de péché irrémissible, sauf un.

Garde-toi donc des courtisanes; jeune homme qui veut réaliser la perfection dans chacune des conditions sociales par où tu passeras. Sache que toute maladie vénérienne, quelque légère qu'elle paraisse attaque la réserve vitale de l'organisme. Une blennorrhagie complètement guérie diminue de plusieurs centimètres la projection du sperme, dans le coït. Quant à la syphilis, elle infecte le sang jusqu'à la septième génération; et lorsque ses symptômes physiques ont complètement disparu, l'émanation astrale du malade contamine encore celui ou celle qu'il convie au coït.

Dans la blennorrhagie, le coït bestial ou avec les négresses est curatif.

Il faut après la guérison une semaine de purification.

Prends toutes sortes de précautions pour rester pur dans ton enveloppe physique, dans ta sphère odyllique et dans ton corps astral.

L'ablution suffit pour la première, l'aspersion accompagnée d'une formule pour la seconde, et une triple rétention du souffle pour le troisième.

C'est surtout à la jeune vierge que s'adressent ces prescriptions, et que son père ou sa mère doivent les faire observer.

Il est préférable de ne prendre le repas du soir que le soleil couché; il le faut léger et aucunement excitant.

Ne te mets pas au lit entièrement nu : c'est devenir pour les esprits élémentaires une occasion de péché. Habitue-toi à gouverner ton sommeil. Que ta volonté soit ton grand médecin.

Les malaises généraux, les faiblesses non définies disparaissent au bout d'un mois du régime suivant : 1° Coucher seul, la tête au nord, sur un lit dur de fougères. 2° Respirer lentement, profondément, symétriquement, et jamais par la bouche ; si les conduits nasaux sont encombrés de mucus, employer les poudres sternutatoires. 3° Etre le plus possible au soleil et alors très peu vêtu. 4° Se baigner souvent dans une eau courant sur un lit de cailloux. 5° Ne boire aucune liqueur fermentée. 6° Manger des azotés et des aromatiques. Pas de pommes de terre. 7° Chaque matin après le bain, se recueillir et répandre mentalement dans tous ses organes physiques la force et la splendeur du soleil.

Quand les fonctions stomacales sont un peu faibles prendre l'habitude de se tenir les reins très cambrés. Quand ce sont les poumons qui ont peu de capacité, ou qui sont irritables, tenir la poitrine bombée, et la tête droite ; ne respirer que par le nez. L'exercice du trapèze fait avec lenteur, les rétablissements, le jet de pierres, suffisent souvent pour purger les intestins avec efficacité. Faire alors ces exercices à jeun, après avoir bu un verre d'eau claire.

Marcher le plus possible les pieds nus.

Ne jamais prendre de bain sans asperger le sommet de la tête.

Ne pas accumuler les vêtements autour des lombes et de la région du bas-ventre. Le port du pantalon pour les femmes est plutôt nuisible au point de vue hygiénique.

*
* *

J'ai entendu beaucoup de personnes graves discuter longuement sur l'importante question suivante : à savoir, vaut-il mieux que les jeunes gens soient vierges lorsqu'ils se marient, ou qu'ils aient déjà connu les joies de l'amour physique.

L'opinion unanime de tous est que la femme doit les prémices de sa virginité à celui-là seul qui en fait pour la vie une autre lui-même.

Mais pour le jeune homme, les avis sont partagés. Les personnes religieuses, sentimentales, s'enthousiasment pour la pureté absolue de chacun des deux époux ; et elles font ressortir avec éloquence les joies du cœur dans une telle union et les commandements de l'Eglise catholique.

Mais d'autres personnes font remarquer avec une raison plus froide que, dans l'état actuel de développement de notre race, bien peu de jeunes filles ne se gouvernent pas exclusivement d'après leurs sympathies ou leurs antipathies. Bien peu sont capables de comprendre la pure affection du cœur, d'y répondre entièrement et surtout de surmonter les dégoûts que peut faire naitre l'inexpérience ou la maladresse de leur jeune et vierge époux, dans l'accomplissement du devoir conjugal.

Les antiques traditions de la Science Secrète, particulièrement celles qui émanent de la cinquième porte, concilient admirablement les nécessités de ces deux manières de voir.

En effet. En quoi consiste cette inexpérience maritale qui précipite tant de jeunes femmes dans les bras d'un ou de plusieurs amants ? Elle consiste dans l'ignorance où est l'époux d'amener au préalable l'organisme féminin au degré d'exaltation voulu et de faire coïncider ensuite son propre spasme avec celui de la femme.

Cette coïncidence détermine le plus haut degré de volupté et surtout les conditions les plus parfaites pour la fécondation des ovules.

Or, à quoi aboutissent la série des prescriptions spirituelles énumérées plus haut, sinon à la maîtrise complète des sens ? Si le célibataire parvient à imposer silence à telle ou telle forme du monde extérieur, s'il peut maitriser complètement ses mouvements réflexes, il lui sera loisible de gouverner à sa convenance l'émission de sa liqueur séminale. Et si l'on ajoute à cet important résultat la facilité que donnent ces exercices mentaux pour l'émission du fluide magnétique, on peut imaginer à quelles extases un organisme féminin peut être élevé. Je me propose d'ailleurs de donner au chapitre suivant des indications plus précises.

—

TITRE QUATRIÈME

—

L'ACTE SEXUEL

TITRE QUATRIÈME

—

L'ACTE SEXUEL

Je vais énumérer succinctement toutes les prescriptions qu'un homme et une femme mariés doivent suivre s'ils veulent garder la pureté de leur âme.

Dans notre société, beaucoup de mariages sont mal assortis, aussi bien au point de vue physique qu'au point de vue animique. A ce dernier inconvénient une discipline morale peut remédier ; au premier, il faut opposer les entraînements déjà prescrits. Certaines traditions du peuple concernant les moyens de rendre les organes d'un couple convenable l'un pour l'autre donnent des résultats fort préjudiciables à la santé.

Les recettes mystérieuses pour augmenter le volume du membre viril se composent de sucs animaux corrosifs qui développent souvent des plaies ou même l'impuissance, de même que l'eau de citron, l'alcool benzoïque et l'amidon insensibilisent vite la muqueuse vaginale.

Les époux devraient, s'ils comprenaient parfaitement les lois essentielles de la vie, faire tous leurs efforts pour éteindre la concupiscence. C'est le contraire que l'on se propose toujours.

La femme, à cause de son flux mensuel, est le seul être qui soit prêt en toute saison pour l'amour.

Traite-la donc, mon frère, avec respect.

Ne regarde pas ton épouse quand elle est nue, quand elle procède à ses ablutions, quand surtout elle a ses incommodités mensuelles.

Pendant ces derniers jours, ne couche pas dans le même lit qu'elle, évite de la contrarier, ne te sers pas des mêmes ustensiles ni des mêmes linges qu'elle. Parle-lui même alors le moins possible, et arrange-toi pour qu'elle demeure dans le calme et le recueillement,

Elle sera purifiée de son sang par le bain.

Ne mange pas dans le même plat que ton épouse : ne la regarde pas pendant qu'elle fait sa toilette, qu'elle mange, qu'elle éternue.

Ne dors jamais entièrement nu; ni ton épouse. Vous pourriez être pour les esprits impurs un sujet de convoitise.

Il serait préférable que les époux couchent dans

deux lits séparés ; la propreté, le soleil, l'aération empêchent la fatigue magnétique, mère du dégoût et de la satiété. La condition importante est que les deux époux n'aient jamais de mépris ou de haine l'un pour l'autre.

L'excès du coït comme une continence trop longue prédisposent à ces dégoûts.

Il est encore bien plus malheureux qu'une grande disparité d'âge existe entre les époux ; car alors le plus vieux vampirise le plus jeune à moins que le premier ne soit d'une constitution richement magnétique. Le second voit sa vie épuisée en cinq années.

La différence d'âge entre deux conjoints ne doit pas dépasser cinq années.

Il ne faut s'approcher de sa femme que dans les jours qui séparent les mois, et spécialement dans la quinzaine qui suit l'apparition du sang. A partir du premier jour de l'écoulement, il est excellent d'être chaste, les quatre premières nuits, la onzième, la treizième et les nuits qui sont celles de la nouvelle Lune, de la Lune pleine, la huitième et la quatorzième de la Lunaison.

Parmi les nuits permises, les paires sont favorables à la procréation des fils ; les impaires à celle des filles.

Il est bon de ne pas se livrer à l'amour quand on a assisté pendant le jour à une cérémonie funèbre.

Ne procède pas à l'acte sexuel la nuit ou au pied d'un arbre ni dans un cimetière.

Le bain entier, les parfums sont recommandés avant le coït ; il ne faut d'ailleurs s'y livrer que lorsque le besoin physiologique s'en fait sentir. Il est bon de le faire après la digestion, dans un état d'équilibre complet de toutes les facultés.

Le lundi est un mauvais jour pour le coït. Les mercredis, vendredis et dimanches sont préférables, et dans l'année les mois de février à juin inclusivement La constitution physique des enfants conçues pendant ce semestre est plus robuste.

Tout coït effectué 48 heures avant et 100 heures après les incommodités de la femme n'est jamais suivi de conception.

Avant de procéder à l'accomplissement de ce devoir sacré les époux doivent se pénétrer des notions suivantes :

1° La passion peut à un certain moment remplacer chez l'homme, l'amour ; mais cette interversion n'a jamais lieu chez la femme.

2° L'homme aime plus avant l'acte ; mais après, il se refroidit, et c'est l'amour féminin qui s'exalte alors à des intensités étonnantes.

3° La force mentale, l'énergie de l'enfant dépendent de l'amour donné et reçu par la mère.

4° Ne jamais se livrer à l'acte sans y être préparé intérieurement et extérieurement.

5° Ne pas laisser l'un ou l'autre époux sur le chemin de la volupté.

6° Prier l'Eternel pour que l'Idéal commun des deux parents soit réalisé dans l'enfant ; c'est là un M. . M. .

7° Se garder une fidélité absolue, en pensées et en actes : c'est la sainteté des époux.

*
* *

L'homme qui initie la vierge lui laisse son souffle et l'en imprègne ; jamais la femme n'oublie cette première impression ; c'est pourquoi il est d'une importance capitale que le mari sache, à la première nuit, enchanter l'organisme de la femme, pour lui faire oublier toute souffrance.

La copulation doit être triple, la copulation animique est la plus importante des trois ; que l'époux appelle donc à son aide toute sa science magnétique :

Les contacts de chair à chair sont beaucoup moins excitants que ceux des muqueuses. Ceux ci se réduisent à deux : celui des lèvres et celui des organes génitaux ; ils doivent leur vivacité à l'eau vénusienne que rendent ces muqueuses sous le feu du désir. Les mains sont ensuite les foyers de la volupté animique, et les yeux, de la volupté cérébrale.

Si nous prenons l'époux pleinement équilibré, sa tâche est, après avoir discerné la relation des trois pôles chez son épouse, d'amener leur exaltation harmonieuse.

La femme instinctive préfère la caresse des muqueuses, puis celle des mains, puis celle des yeux.

La femme intellectuelle suit, dans la volupté, l'ordre inverse.

Il faut laisser prendre à la femme animique le rôle actif en quelque sorte.

Quant à celle qui est parfaitement équilibrée, elle et son époux connaissent toute la science.

Caresse toujours l'endroit vers lequel la femme porte son regard.

Il y a vingt-deux endroits du corps où la caresse peut amener le spasme.

La caresse sur les pieds et les jambes amène une puissance créatrice plus grande.

La caresse sur les cuisses détermine le désir, ou l'amortit selon la volonté de l'auteur.

La caresse sur le périnée a des effets semblables, mais plus forts, à ceux de la caresse sur les pieds ; elle est solarisante.

La caresse sur l'ombilic provoque une tension angoisseuse dans tout l'organisme féminin.

Sur le creux de l'estomac, la caresse est tonifiante et revivifiante.

Sur les seins, elle est très active ; elle développe la capacité affective.

Sur le cou, elle amène une vibration joviale qui peut s'exalter jusqu'au régime des résonnances. Elle est du domaine de la Vénus céleste.

Sur le front, elle provoque des états spirituels dont l'étude est réservée ; c'est le régime d'Artémise.

J'ai indiqué six des centres magnétiques du corps. — Tout contact de pôles dissemblables retarde le spasme en le diversifiant. Tout contact de pôles semblables l'accélère.

Pendant le coït, le couple doit être étendu la tête au nord les pieds au sud.

La copulation ordinaire, qui a pour but strict la procréation d'un enfant, doit se faire la femme regardant le ciel, et l'homme tourné vers la terre. Les autres attitudes sont du domaine des copulations extraordinaires.

On compte trente-deux de ces attitudes ; elles ne relèvent que de l'initiation orale.

Dès que le feu du désir a provoqué chez la femme une exsudation assez abondante, les foyers génital et buccal doivent être aussitôt conjugués ; les quatre membres restant disponibles pour faire aux différents centres les appels nécessaires.

Dès que les membres se replient, tendent vers l'ellipse primitive, le dénoûment est rapproché.

Pour le retarder, l'extension des membres est recommandée.

Pendant la conjonction, l'application des mains de l'homme sur la colonne vertébrale de la femme augmente le feu ; leur application sur les pectoraux, retarde le spasme.

Mais pour obtenir ce dernier résultat, le moyen le plus effectif est la volonté ; la femme peut aussi bien fermer sa matrice que l'homme ses tubes séminaux ; je dirai ultérieurement en quelles occurrences cela est permis.

Je ne veux pas rééditer ouvertement les peintures d'Elephantine et de Jules Romain, ou les dialogues de Luise Sigée. Chaque couple consultera à ce sujet ses convenances en vue de la descente d'une âme humaine.

Au moment de la pénétration du membre viril que les époux invoquent à haute voix l'Eternel ; que pendant la conjugaison ils tendent jusqu'à la mort toutes les puissances de leur être vers leur idéal ; qu'au moment du retrait, ils terminent en disant : « Que la volonté de l'Eternel soit accomplie. » Ces choses sont graves. La malédiction est sur celui qui les regarde avec une intention mauvaise.

Un coït épuise les réserves nerveuses de neuf jours. Tout coït est défendu pendant la grossesse.

Un bain purifie après le coït ; la bouche de la femme est toujours pure.

∴

Si tu as dormi avec ta nièce non mariée, pour te purifier, ne fais pendant une lunaison qu'un repas par jour, baigne-toi trois fois le jour, dors sur le sol nu, et sois chaste.

Si l'acte a été commis dans une circonstance quelle qu'elle soit, empêchant la procréation, la même pénitence te purifiera.

La femme corrompue efface ses péchés si, les ayant avoués à son mari, et ayant obtenu son pardon, elle ne fait qu'un repas pendant neuf jours, et jeûne ensuite trois jours.

L'homme ou la femme qui ont fraudé dans l'acte conjugal, pour ne pas avoir d'enfant, doivent, s'ils se repentent de leur crime, garder pendant neuf lunaisons une continence absolue, ne faisant qu'un repas par jour, composé de végétaux entendant la première messe de chaque jour, et se dévouant à l'éducation d'un orphelin.

—

TITRE CINQUIÈME

—

L'ENFANT

TITRE CINQUIÈME

—

L'ENFANT

L'âme de l'homme futur ne descend dans l'enfer de la matière féminine que lorsqu'il en a reçu l'ordre pendant que la lune est sur la femme. Ces âmes sont réparties dans les différentes roues de la lumière secrète, et correspondent par les qualités de leur nature aux différentes spécifications de la vie terrestre ; de sorte que un enfant naît dans le lieu et dans le temps déterminés par le destin que son âme aura généré dans ses existences antérieures. Les astrologues reconnaissent cela par l'érection du thème généthliaque.

Voici quelques indications sur les moyens de gouverner le sexe des enfants futurs.

Si un spermatozoïde gauche féconde un ovule gauche, l'enfant sera mâle. La volonté des parents peut arriver à ce résultat.

Les enfants mâles sont engendrés quand il y a surabondance de sperme.

Si deux époux se rendent le devoir conjugal le quatrième jour de la menstruation, et si pendant le temps l'haleine de la femme passe par la narine gauche, et celle du mari par la narine droite, ils auront un fils.

Si le souffle de l'homme passe, pendant l'acte, par les deux narines à la fois, il manquera un organe au fils.

Quand le souffle ☉ passe avec *l'Eau* chez l'homme, et en même temps, si la femme respire par ☽ pendant la conjonction, ils engendreront un fils, même si la femme a été stérile jusqu'alors.

Le souffle ☽ donne des filles; le souffle ☉ donne des garçons.

Le souffle par les deux narines donne un hermaphrodite.

Si l'Essence spirituelle en cours est l'Eau, le résultat du coït sera un fils.

Si c'est la Terre ou l'Air, ce sera une fille.

Si c'est le Feu, il y aura une fausse couche ou l'enfant ne sera pas viable.

Si c'est l'Ether, il n'y aura pas de résultat.

Si deux Essences sont mélangées également, les parents donneront naissance à des jumeaux.

L'acte sexuel accompli pendant le flux de l'Air

produit la souffrance. Accompli pendant le flux de l'Eau, il procure de la joie.

Si la conception a lieu aux environs de la lune nouvelle, l'enfant sera mâle.

Si elle a lieu au moment de la lune dans son plein, l'enfant sera une fille.

Pour avoir une fille fais manger à ton épouse pendant ses mois beaucoup de poissons, de crabes et d'huîtres : puis cohabite avec elle sept jours après la cessation des règles.

Lorsque la femme est amoureuse de son mari plus que le mari ne l'est de la femme, ils auront des filles ; *et vice versa.*

Par conséquent lorsque la conception a lieu dans la quinzaine qui suit la suppression des règles, elle produit des filles ; et lorsque la conception a lieu dans la quinzaine qui précède l'apparition des règles, il y aura un mâle. Ceci est un fait d'expérience.

En résumé, la conception est le résultat physique de la conjugaison du fluide séminal masculin, blanc, et du fluide séminal femelle, rouge, qui sont neutres isolément. Les filles ou les garçons naissent selon que l'un ou l'autre prédomine ; et depuis que les femmes ont plus de passion, et par suite plus de plaisir que les hommes, il naît des filles en majorité.

La première copulation n'est jamais suivie de conception.

Une femme concevra plus facilement d'un vieil homme que d'un jeune : mais cela est dangereux parce qu'un tel enfantement la vieillit ; l'enfant naît vieux. S'il naît en janvier ses os sont durs, sa tête plus grosse, plus large, plus lourde, et la jeune mère souffrira fort à l'accouchement.

Les enfants conçus en mai, juin, juillet, et août, et nés en février, mars, avril, mai et juin sont mieux constitués, de vie longue, le caractère plus ferme, que ceux des autres mois. Les conceptions matinales sont bien meilleures.

L'état mental des parents détermine la qualité animique de l'enfant.

Des parents chagrins, effrayés, soucieux, engendrent l'aveugle, le boiteux, le bossu, le nain et celui qui est privé de membres.

Les enfants conçus pendant l'ébriété sont légers et luxurieux.

Ceux, heureusement rares, conçus sous l'influence de la luxure brutale, pendant la période menstruelle, sont criminels nés.

Ceux conçus pendant les éclipses du soleil ou de la lune ont des membres défectueux.

Le père se reproduit plutôt sur ses filles, et la mère sur ses fils.

Cependant, un coït normal donne un enfant à l'image du père.

Les jumeaux naissent quand l'interéchange de

deux fluides séminaux est exactement équilibré.

Les Kabbalistes enseignent que le père donne les os, les artères, le cerveau, et le blanc des yeux ; que la mère donne la peau, la chair, le sang et le noir des yeux.

∴

Pour savoir quel est le sexe de l'enfant à naître, que le mari trace sur le plancher un grand pentagramme, la tête en bas, et qu'il en numérote les pointes, donnant au pentagone central le nombre six.

Que la femme, les yeux fermés, en face de la pointe inférieure place au hasard sa main droite sur la figure. Si la main se trouve dans les cases impaires l'enfant sera mâle ? si dans les cases paires, l'enfant sera une fille.

Si la main se trouve trois fois de suite entre deux cases, il y aura fausse-couche.

Si une femme grosse a le visage rouge, si son ventre est rond surtout du côté droit, si son lait est épais et ne se sépare point lorsqu'il est mis sur un linge, si une goutte de son lait ou de sang versé dans une cuve d'eau claire va directement au fond, si elle a la mamelle droite plus grosse, si le sel mis sur le bout des seins ne fond pas, si elle remue toujours le pied droit le premier, tous ces signes indiquent qu'elle a conçu un enfant mâle.

Les signes contraires indiquent qu'elle est grosse d'une fille.

*
* *

Dans la première nuit de sa conception, l'embryon est comme une eau chaotique ; dans les six suivantes, cette eau devient opaque ; elle prend une forme sphérique dans la deuxième semaine. En un mois l'embryon acquiert de la consistance ; en deux la tête se forme ; au troisième mois, les pieds ; au quatrième, l'estomac et les reins ; au cinquième, la colonne vertébrale ; au sixième, le nez, les yeux et les oreilles ; au septième, il reçoit le souffle de vie ; au huitième il se complète ; au neuvième il se recouvre de sa peau.

Dans le neuvième mois, l'esprit entre dans sa nouvelle résidence élémentaire ; il y connait par une profonde contemplation le Mot indestructible ; il le connait comme formé d'une seule lettre. C'est alors que s'organisent les puissances animiques et astrales du nouvel individu, qui reçoit par sa mère, sa part de nourriture et de boisson.

C'est alors qu'il se remémore ses naissances précédentes ; il examine ce qu'il a fait et ce qu'il n'a pas fait, ses bonnes et ses mauvaises actions ; ses innombrables naissances et morts, les chagrins, les douleurs, les peines, les maladies qu'il a subis en foule. Il déplore sa nouvelle chûte dans les enfers ; il regrette amèrement son ignorance de la sagesse spirituelle, qui le laisse enchaîné sur la roue des naissances. Il se propose dès qu'il aura revu le jour, de se réfugier dans le sein du grand Destructeur : de n'écouter que la voix du suprême Initiateur.

Le fœtus parvenu à son terme conçoit en effet la vérité mystique parce que le trou de Botal n'est pas fermé chez lui ; et ses centres animique et instinctif sont localisés dans la septième demeure aux mille et un pétales, que l'on ne peut connaître dans cette vie que par l'extase informe.

C'est sous l'influence du désir de la délivrance que le fœtus se présente vers la porte des enfers pour entrer le plus tôt possible dans le lieu de sa dernière purification qui est le monde terrestre.

Dès qu'il est né, il perd toute notion antérieure il passe le fleuve du Léthé et commence une période d'expiations, et d'instructions.

* *

Lorsqu'il te naîtra un enfant, toi son père seras impur pendant un jour ; et tu te purifieras en te baignant, et accomplissant une fois les rites purificatoires de la Porte à laquelle tu appartiens ; mais toi, sa mère, tu devras répéter ces rites pendant neuf jours.

Elle sera purifiée d'une fausse couche par autant de jours d'observances religieuses, qu'il s'est écoulé de mois depuis la conception.

De même que toutes les maladies des organes génitaux se guérissent par le moyen des anges de Vénus ; toutes les maladies de la grossesse, les fièvres puerpérales, se guérissent par l'appel ou le retrait des anges de la Lune.

Mais, toi l'époux, qui es prêtre dans ton foyer ne t'adresse pas directement à ces puissances ; supplie l'Eternel de te les soumettre. Les formules secrètes ne sont rien.

Il est bon de s'en tenir au troisième enfant ; puis de se consacrer ensuite au développement spirituel et de se préparer à la mort.

La règle capitale est de ne jamais se livrer au coït sans que les deux époux ne soient dans un état équilibré à tous les points de vue.

***

Voici comment il te faudra soigner ta femme pendant sa gestation.

Dresse avant tout l'état des constellations célestes ;

Ce qu'il importe de savoir est de reconnaître quel signe se levait à l'horizon au moment où l'enfant fut conçu.

Si c'est un signe d'eau, fais-lui passer le temps de sa grossesse près des rivières ou de la mer ; qu'elle se nourrisse de végétaux purs et de poisson ; place près d'elle les statues d'Athéné, de Diane, et les peintures violettes ou pâles, que ses lectures soient pastorales ou fantastiques ; les poèmes des bardes, et ceux des Chinois remplissent ce but. Si enfin tu es religieux, qu'elle adresse à la Vierge un culte tout particulier ; développe, si tu le peux sans danger, les états de lucidité magnétique ; que tout ton effort soit dirigé vers l'harmonisation des contraires et l'union à ce qui est au-dessus de toutes les paires de pôles.

Si le signe dépend du trigone du feu, entoure-la de tous les symboles de l'activité ; qu'elle s'expose aux rayons ardents du soleil de midi ; que le rouge domine dans ses appartements ; que sa nourriture soit fortement aromatisée. Restaure, à ton foyer, le culte du vieil Agni ; honore l'escarboucle, la chrysolithe, l'améthyste. Développe chez ton épouse l'originalité, la passion, l'activité physique, les facultés curatives magnétiques.

Le signe étant de la triplicité de la terre, choisis entre des montagnes une demeure cachée et silencieuse. Impose le silence, le labeur opiniâtre, la lecture, les facultés d'adaptation de l'esprit, et celles de clairvoyance volontaire. Les pierres précieuses seront l'onyx, le jaspe et l'agate. Le culte est celui des Gnomes et des Cabires.

Quand le signe dépend enfin de la triplicité aérienne, choisis au contraire ta demeure sur un sommet d'où l'on découvre un immense horizon, où le ciel soit sec et pur. — Que l'activité de l'intelligence soit rigoureusement alternée avec le développement des facultés intuitives; la psychométrie est très bonne à travailler. Les gemmes sont le saphir bleu, le diamant et le béryllé. La porie est Çakya-Mouni.

TITRE SIXIÈME

DE QUELQUES OPÉRATIONS MYSTÉRIEUSES

TITRE SIXIÈME

—

DE QUELQUES OPÉRATIONS MYSTÉRIEUSES

Ne lis cela, ni le premier, ni le huitième, ni le quatorzième jour de la lune, ni quand elle est pleine ; ni quand tu viens de te livrer à l'amour ; ni de dix heures du soir à deux heures du matin.

Lorsque tu te prépareras à une des opérations très secrètes dont le rituel va t'être livré plus loin, il sera nécessaire que tu suives, en outre, les prescriptions suivantes.

Le matin, en te levant, ne prends pas le bain quotidien entièrement nu ;

Prie debout. — Etudie assis et immobile.

Ne te mets pas en œuvre d'activité spirituelle pendant une convulsion de la Nature ; que le ciel soit serein et l'atmosphère calme.

Aie, pour tes périodes opératoires tous les ustensiles et les objets dont tu peux avoir besoin, strictement pour toi seul : vaisselle, linge, habits : que personne autre que toi ne les touche.

Ne mange pas les mets qui auraient été regardés par une femme ayant ses règles, par une femme avant d'accoucher, par une femme adultère, par une courtisane.

Si tu as fait cela par mégarde, jeûne de trois jours avant de recommencer les préparatifs de ton opération.

Si tu as commis l'acte avec la sœur de ta mère, avec la femme de ton ami, ou de ton parent, ou ta belle-fille, avec des filles impubères, avec des courtisanes, — l'initiation réelle t'est refusée pour cette vie, à moins que tu ne pries pendant trois ans dans la solitude et la chasteté absolues.

Vis avec ta femme comme un prêtre.

Le seul devoir de ta femme, en ces travaux, est d'aimer son mari et de le regarder comme Dieu.

La fonction génétique s'accomplit au moyen d'une extase infernale et d'une extase céleste ; si tu sais alors placer ta volonté dans le firmament, tu deviendras participant à la vie occulte de l'Univers ; les Shoktéias, les Ninivites et les Obi connaissent ces choses ; mais, à les accomplir, tu cours le risque de la mort éternelle.

Choisis.

Philtre des Rose+Croix ou charme tout-puissant.

Prends une once de ♀ ouverte, avec poids égal du mâle approprié ; fais digérer dans un ballon de verre épais, à la température de 70 degrés. Il se formera une liqueur verdâtre, dissolvante ; et un *caput mortuum* vert ou rouge, selon les conjonctures. Distille jusqu'à siccité, et cohobe de façon que rien ne reste dans la cornue ; puis évapore ; tu obtiendras un sel fixe, rouge, permanent.

Parmi ses propriétés, utilise celle-ci. Tu prendras des graines de l'herbe des Rose+Croix ; tu les mettras dans une eau où se trouve un peu de ce sel rouge, et tu laisseras infuser pendant quarante-huit heures.

Puis tu sèmeras ces graines en une terre propice, en te souvenant qu'elles ne mettront que la moitié du temps ordinaire pour sortir de terre ; et tu t'arrangeras de façon que tu puisses faire la cueillette de la plante, le 21 avril au lever du soleil, en te servant du Grand Sceau d'Anael.

Sème-en une quantité suffisante afin qu'il t'en puisse rester pour l'année prochaine. Le suc de la plante est seul utilisable ; fais-en une teinture ou une simple dissolution très concentrée ; ne t'en sers qu'à bon escient et pour la gloire de l'Éternel.

Il suffira de t'en frotter la main ou le doigt, et de toucher ensuite la personne.

Il t'est défendu d'utiliser à ton profit la puissance que tu auras sur tes semblables.

Chacun des trente-deux centres du corps dont nous avons parlé précédemment peut donner lieu à une opération magique spéciale. Mais chacun de ces travaux risque de conduire l'opérateur dans la huitième sphère ; c'est pourquoi on ne les trouvera décrites ici que par leur pentacle.

Les sept figures qui suivent représentent les sept principales de ces opérations ; c'est la première fois qu'elles sont données en public ; seuls, ceux qui auront le cœur pur trouveront l'intelligence pour les comprendre et la fermeté volitive nécessaire pour les réaliser.

Que la Paix soit avec vous !

—

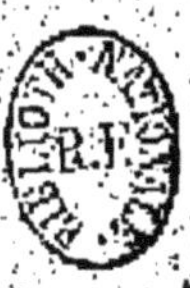

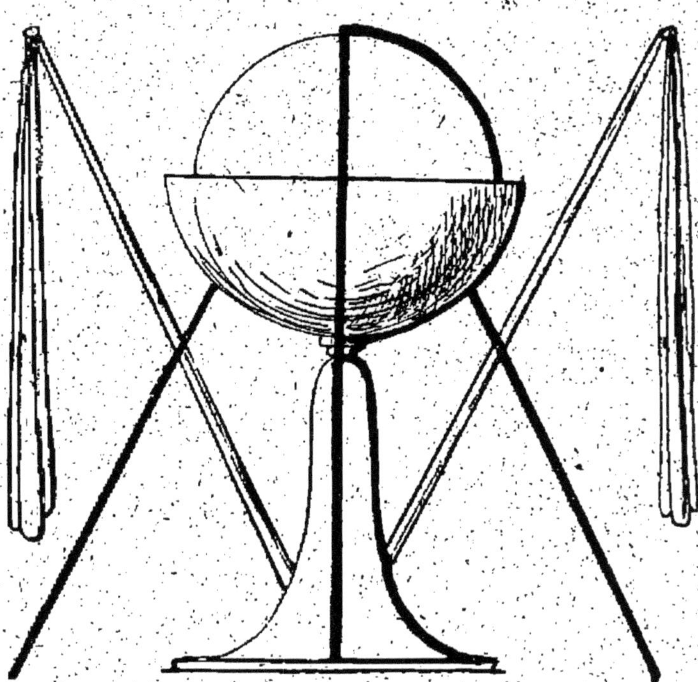

Pour gouverner entièrement un individu.

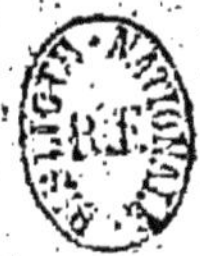

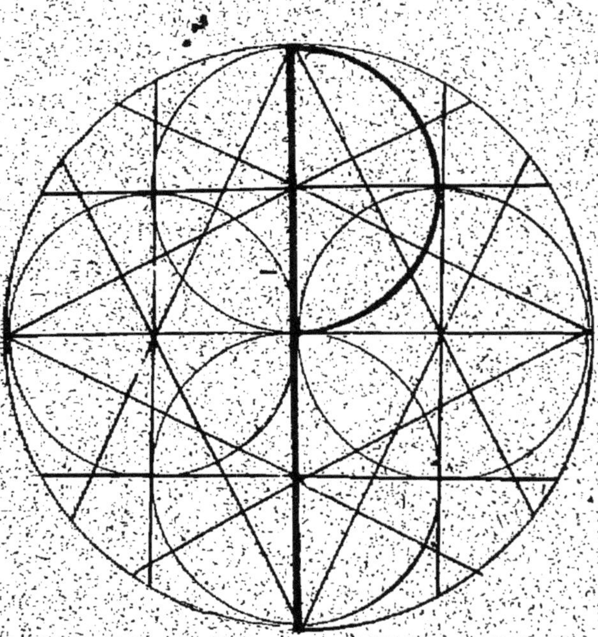

Contre l'impuissance de l'homme,

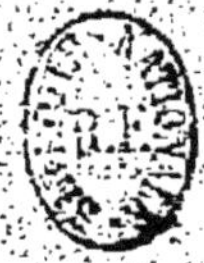

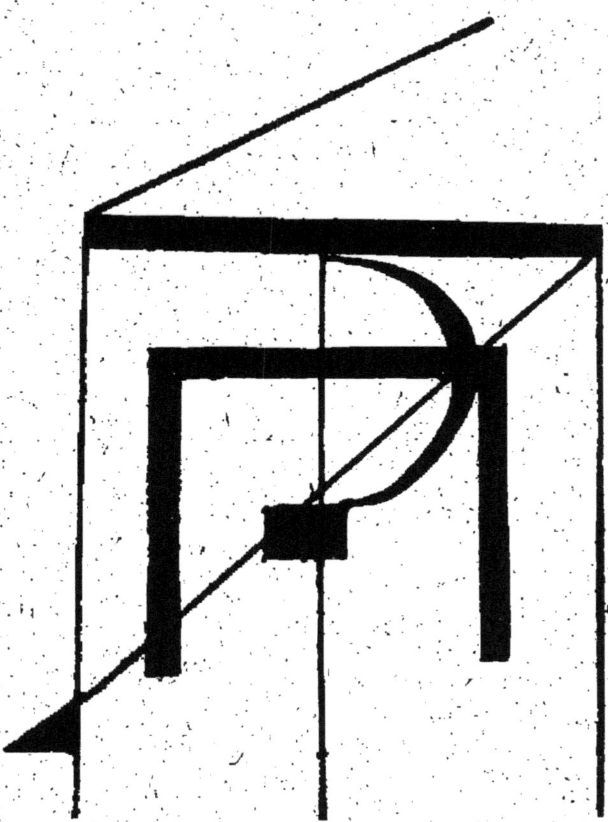

Pour redonner la force virile.

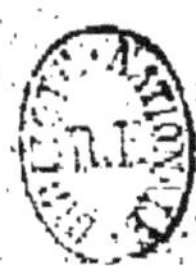

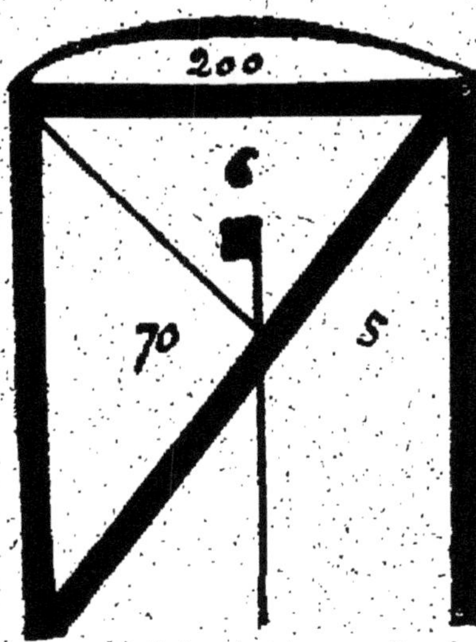

Pour rendre une femme attractive au plus haut degré.

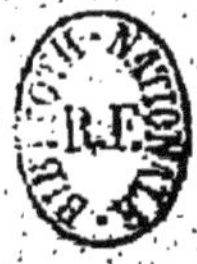

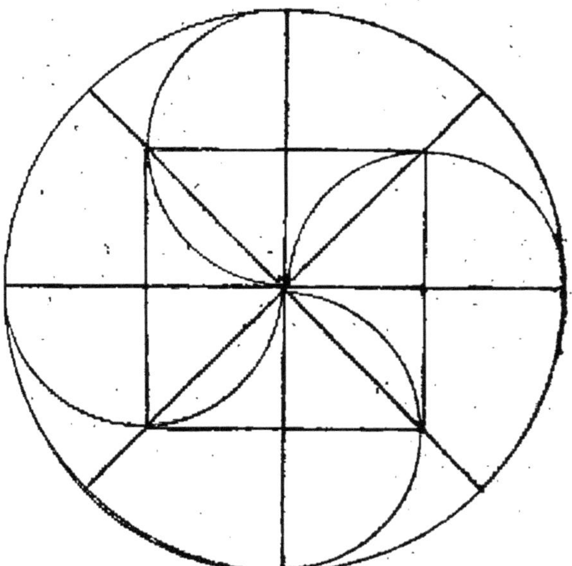

Pour rester indéfiniment aimable,

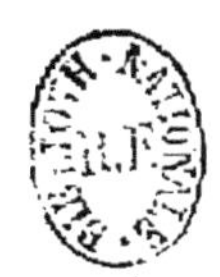

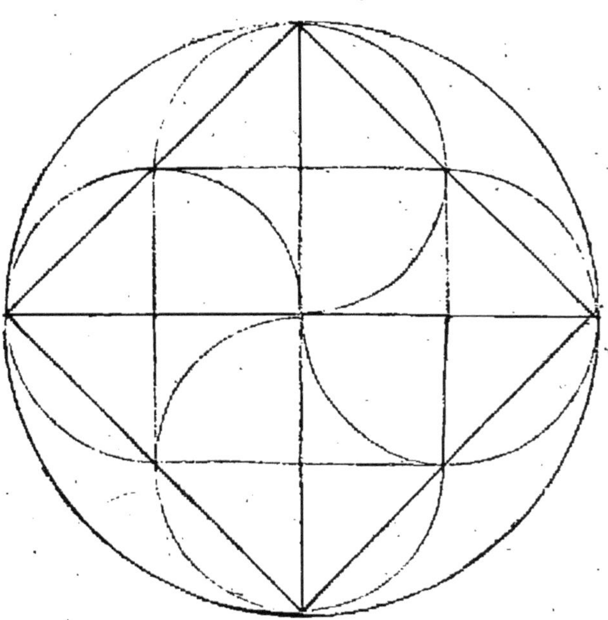

Pour rompre un amour.

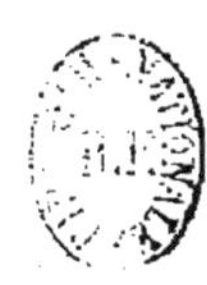

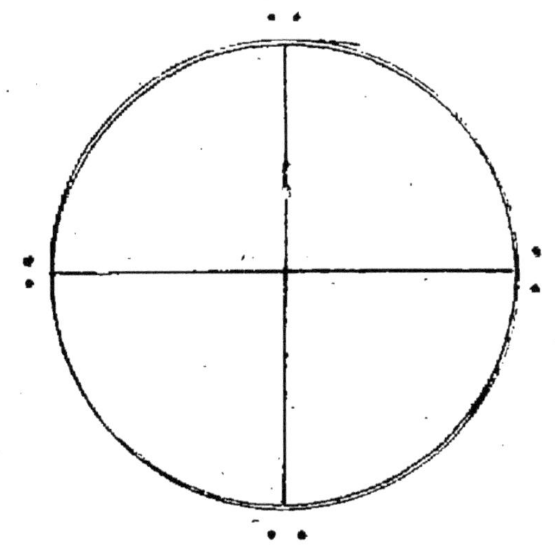

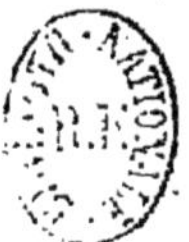

St-Amand (Cher). — Imp. DESTENAY, Bussière frères.

www.ingramcontent.com/pod-product-compliance
Ingram Content Group UK Ltd.
Pitfield, Milton Keynes, MK11 3LW, UK
UKHW020357230726
13925UKWH00003B/1169